Représentations sociales de la santé

Pierre Ackermann

Introduction : Les Représentations Sociales de la Santé - Un voyage au cœur de nos perceptions

La santé, bien plus qu'un simple état de bien-être physique, est un concept profondément enraciné dans nos sociétés et dans nos esprits. La manière dont nous la percevons, la comprenons et réagissons face à elle est façonnée par un réseau complexe de croyances, de valeurs et d'expériences partagées au sein de la communauté. Par exemple, dans certaines cultures, la santé est perçue comme un équilibre entre le corps et l'esprit, tandis que dans d'autres, elle est simplement définie par l'absence de maladie. Ces différentes perceptions montrent à quel point la santé est un concept subjectif, influencé par le contexte social et culturel dans lequel nous vivons. C'est dans ce cadre que les **représentations sociales de la santé** jouent un rôle crucial, en se situant à l'intersection de la sociologie et de la psychologie.

Ce livre numérique vous propose d'explorer ce domaine fascinant pour mieux comprendre comment ces représentations se forment, évoluent et influencent nos comportements en matière de santé. Par exemple, considérons la perception de l'obésité dans différentes sociétés. Dans certaines cultures occidentales, l'obésité est souvent perçue comme un problème de santé majeur, associé à des modes de vie malsains. Cette représentation sociale conduit à une forte stigmatisation des personnes en surpoids et à la promotion de régimes alimentaires et d'exercices physiques stricts. En revanche, dans d'autres cultures, l'obésité peut être perçue comme un signe de prospérité et de bien-être, ce qui influence la manière dont les individus gèrent leur poids et leur santé. Cet exemple illustre comment les représentations sociales peuvent varier d'une culture à l'autre et comment elles influencent les attitudes et les comportements des individus.

Nous plongerons dans les mécanismes sociaux et psychologiques qui sous-tendent ces représentations, en analysant leur impact sur la manière dont nous percevons, interprétons et réagissons face aux questions de santé. Par exemple, dans le contexte de la pandémie de COVID-19, les représentations sociales autour du port du masque et de la vaccination ont varié considérablement d'un pays à l'autre. Dans certains pays, le port du masque a été rapidement adopté comme un geste de solidarité et de responsabilité collective, tandis que dans d'autres, il a suscité des résistances, étant perçu comme une atteinte aux libertés individuelles. De même, la vaccination a été largement acceptée dans certaines régions, tandis que dans d'autres, des mouvements antivaccins ont émergé, influencés par des représentations sociales négatives du vaccin. Ces exemples montrent comment les représentations sociales peuvent avoir des conséquences directes sur les comportements de santé publique.

Au fil des chapitres, nous découvrirons comment ces représentations modèlent notre rapport à la maladie, à la prévention, aux soins, et aux professionnels de santé. Prenons l'exemple de la représentation sociale de la dépression. Dans certaines cultures, la dépression est largement reconnue comme une maladie mentale nécessitant un traitement médical. Cependant, dans d'autres contextes, elle peut être perçue comme un signe de faiblesse ou comme un problème spirituel, ce qui peut dissuader les individus de rechercher de l'aide médicale. Cette divergence dans les représentations sociales affecte non seulement la manière dont les personnes atteintes de dépression se perçoivent elles-mêmes, mais aussi leur accès aux soins et leur parcours de traitement.

Nous verrons également comment ces représentations influencent nos choix de vie, nos attitudes face aux risques sanitaires et notre adhésion aux traitements médicaux. Par exemple, la manière dont une société perçoit le vieillissement peut avoir un impact sur les soins apportés aux personnes âgées. Dans certaines cultures où le vieillissement est respecté, les personnes âgées bénéficient d'un soutien familial et communautaire solide, ce qui favorise leur bien-être. Dans d'autres contextes, où la jeunesse est valorisée au détriment du vieillissement, les personnes âgées peuvent être marginalisées, ce qui peut entraîner une négligence de leurs besoins de santé.

Ce voyage au cœur de nos perceptions de la santé nous permettra de mieux saisir les enjeux de la communication en santé publique, ainsi que les défis liés à la prévention et à la promotion de la santé. Par exemple, une campagne de prévention contre le tabagisme réussie dans une région peut échouer dans une autre si elle ne prend pas en compte les représentations sociales locales du tabac. Dans certaines cultures, fumer est associé à un rite de passage ou à une image de liberté, ce qui peut rendre les messages de prévention moins efficaces. En comprenant ces dynamiques, nous pourrons développer des stratégies de communication qui respectent et intègrent les représentations sociales locales, rendant ainsi les efforts de prévention plus efficaces.

Enfin, ce livre nous offrira des clés pour développer un regard critique sur nos propres représentations et encourager un dialogue constructif autour des questions de santé. En réfléchissant à la manière dont nos croyances et nos valeurs influencent notre perception de la santé, nous pourrons mieux comprendre les points de vue des autres et travailler ensemble pour promouvoir un bien-être collectif. Par exemple, en comprenant les représentations sociales de la santé mentale dans différentes cultures, nous pouvons promouvoir une approche plus inclusive et sensible aux besoins de chacun, améliorant ainsi l'accès aux soins pour tous.

En somme, ce livre vous invite à un voyage au cœur des représentations sociales de la santé, un voyage qui vous permettra de mieux comprendre comment nos perceptions et nos comportements sont façonnés par les forces sociales et culturelles qui nous entourent.

Chapitre 1 : Représentations sociales : un pont entre sociologie et psychologie

Les **représentations sociales** sont des constructions collectives profondément ancrées dans la manière dont les groupes humains perçoivent, interprètent et donnent du sens à leur environnement. Elles constituent un ensemble d'idées, de croyances, de valeurs et d'images partagées par les membres d'une communauté, qui influencent non seulement la perception individuelle, mais aussi les interactions sociales et les dynamiques culturelles. Ces représentations sont à la croisée de deux disciplines majeures : la **sociologie**, qui se concentre sur les structures et les interactions sociales, et la **psychologie**, qui explore les pensées, les émotions et les comportements individuels. Contrairement aux opinions individuelles, les représentations sociales ne sont pas simplement des points de vue personnels; elles sont des produits de processus sociaux et psychologiques complexes qui façonnent notre compréhension collective de la réalité.

La double nature des représentations sociales : sociales et psychologiques

Les représentations sociales possèdent une **double nature**. D'une part, elles sont profondément **sociales**. Elles émergent des interactions entre les membres d'un groupe et se renforcent à travers les discussions, les pratiques communes, les traditions, et les normes partagées. Par exemple, la manière dont une société perçoit la santé — qu'il s'agisse de l'importance accordée à la minceur, à l'exercice physique, à une alimentation équilibrée, ou à l'usage de médicaments — se construit à partir de ces échanges sociaux. Ces représentations ne naissent pas spontanément; elles sont le résultat de siècles d'interactions, d'influences culturelles, de discours médiatiques, et d'enseignements religieux ou éducatifs.

Prenons le cas de la minceur. Dans de nombreuses sociétés contemporaines, la minceur est perçue comme un idéal esthétique et un signe de santé. Cette idée est largement diffusée et renforcée par les médias, la publicité, les campagnes de santé publique, et même les discours politiques. Au fil du temps, cette valorisation de la minceur devient une norme sociale acceptée, voire exigée. Les individus sont alors socialement encouragés, voire contraints, à conformer leur apparence et leurs comportements à cette norme. Ceux qui ne s'y conforment pas peuvent être stigmatisés ou marginalisés, ce qui montre comment une représentation sociale peut modeler non seulement des comportements individuels, mais aussi les dynamiques sociales et les relations interpersonnelles.

D'autre part, les représentations sociales ont une **dimension psychologique**. Elles influencent directement la manière dont chaque individu perçoit et interprète les informations qui l'entourent. Par exemple, dans une société où la minceur est valorisée, une personne peut ressentir une pression constante pour perdre du poids, même si cela n'est pas nécessaire pour sa santé. Cette pression peut conduire à des comportements tels que des régimes alimentaires stricts, une activité physique excessive, ou une obsession pour l'apparence physique. Cette influence montre comment les représentations sociales peuvent affecter le bien-être psychologique des individus, en créant des attentes irréalistes et en suscitant des sentiments de frustration, de honte ou d'anxiété. Les individus peuvent alors s'évaluer et évaluer les autres en fonction de ces normes intériorisées, ce qui illustre le pouvoir des représentations sociales à façonner non seulement les comportements collectifs, mais aussi les expériences personnelles et l'identité individuelle.

L'ancrage social des représentations

Les représentations sociales sont également **profondément ancrées dans le contexte social**. Elles ne se développent pas de manière isolée ou dans le vide, mais prennent racine dans les échanges qui ont lieu au sein d'un groupe, dans les normes partagées, et dans les croyances collectives. Par exemple, les idées sur les **vaccins** se forment et se diffusent largement à travers les discussions en famille, les débats publics, les réseaux sociaux, et les communications des autorités sanitaires. Dans ce contexte, les normes sociales – qui dictent ce qui est considéré comme acceptable ou non – jouent un rôle crucial. Une norme sociale forte, telle que l'idée que se faire vacciner est un devoir civique et un acte de solidarité, peut rendre cette idée dominante au sein du groupe. Cette norme influence alors largement les comportements collectifs, en encourageant la majorité des individus à se conformer à cette pratique pour protéger la communauté, même si certains peuvent ressentir des réticences ou des doutes personnels.

L'ancrage social des représentations montre comment elles sont à la fois des produits et des moteurs des dynamiques sociales. Elles sont constamment nourries et renforcées par les interactions sociales, les médias, l'éducation, et les discours publics. Par exemple, la représentation sociale des genres est fortement influencée par les normes culturelles et les traditions. Dans certaines cultures, les rôles de genre sont très rigides, avec des attentes spécifiques pour les hommes et les femmes. Ces représentations sont enseignées dès le plus jeune âge, à travers les jouets, les vêtements, les contes de fées, et les comportements attendus. Elles deviennent des cadres de référence que les individus utilisent pour interpréter leur propre identité et celle des autres. Ceux qui dévient de ces normes peuvent être perçus comme non conformes ou déviants, ce qui montre comment les représentations sociales peuvent renforcer des structures sociales existantes et limiter les possibilités d'expression individuelle.

L'impact des représentations sociales sur la perception individuelle

Enfin, les représentations sociales ont un **impact significatif** sur notre perception individuelle. Elles fonctionnent comme des **filtres cognitifs** qui orientent notre attention vers certains aspects de la réalité tout en nous faisant ignorer d'autres. Par exemple, dans une société où la richesse est fortement valorisée, les individus seront naturellement plus attentifs aux signes de richesse, tels que les vêtements de marque, les voitures de luxe, ou les comportements ostentatoires, chez les autres. Ce filtre peut également conduire à une **sélection biaisée de l'information**, où certaines données ou observations sont survalorisées tandis que d'autres sont minimisées ou ignorées. Cela peut renforcer les croyances préexistantes et limiter l'ouverture d'esprit, en consolidant des stéréotypes ou des préjugés.

Cette influence sur la perception individuelle montre comment les représentations sociales peuvent non seulement structurer nos perceptions, mais aussi mobiliser des **émotions intenses** qui influencent directement nos actions. Par exemple, si une maladie est perçue collectivement comme extrêmement dangereuse, cette perception peut engendrer une peur généralisée. Cette peur, alimentée par les représentations sociales, peut pousser les individus à adopter des **comportements de prévention** parfois excessifs, voire irrationnels, comme éviter tout contact social ou acheter des quantités excessives de produits de protection. De même, dans le domaine de la politique, les représentations sociales de la sécurité ou de la menace peuvent influencer les attitudes à l'égard de certaines politiques ou de groupes spécifiques, conduisant à des décisions basées sur des perceptions biaisées plutôt que sur des faits.

Conclusion : Un pont entre la sociologie et la psychologie

Ainsi, les représentations sociales jouent un rôle central dans la formation de nos perceptions, de nos jugements et de nos comportements. Elles façonnent non seulement ce que nous voyons et comprenons du monde, mais aussi la manière dont nous réagissons à cette compréhension. En tant que pont entre la sociologie et la psychologie, elles illustrent comment les dynamiques collectives et individuelles sont interconnectées, influençant ensemble la construction de la réalité sociale et les expériences personnelles. Comprendre ces représentations et leur impact est crucial pour mieux appréhender les mécanismes qui régissent les interactions humaines et les comportements sociaux. Cette compréhension nous permet également de remettre en question les normes et les croyances qui sous-tendent nos jugements, en ouvrant la voie à des dialogues plus éclairés et à des actions plus réfléchies dans nos sociétés contemporaines.

Chapitre 2: L'ancrage social des représentations sociales

Les **représentations sociales** sont inextricablement liées au contexte social dans lequel elles prennent forme. Elles ne surgissent pas de manière isolée, mais sont le produit des interactions, des normes, des valeurs et des croyances partagées au sein d'un groupe. Cet ancrage social est fondamental pour comprendre non seulement la signification des représentations sociales, mais aussi leur influence sur les comportements et les attitudes des individus.

Les représentations sociales ne sont pas des entités isolées, flottant dans le vide. Elles sont profondément ancrées dans le terreau social, façonnées par les interactions, les normes, les valeurs et les croyances partagées au sein d'un groupe ou d'une communauté. Cet ancrage social est ce qui donne aux représentations leur signification, leur pouvoir et leur capacité à influencer nos comportements.

Imaginez un arbre. Ses racines, profondément enfouies dans le sol, lui fournissent les nutriments essentiels à sa croissance et à sa stabilité. De la même manière, les représentations sociales puisent leur force et leur légitimité dans le tissu social qui les entoure. Elles sont nourries par les conversations, les débats, les médias, les institutions, les traditions et toutes les formes d'expression collective qui façonnent notre vision du monde.

Comprendre cet ancrage social est essentiel pour saisir la véritable signification des représentations de la santé. Pourquoi certaines maladies sont-elles plus stigmatisées que d'autres ? Pourquoi certains traitements sont-ils privilégiés par rapport à d'autres ? Pourquoi certaines pratiques de prévention sont-elles plus largement adoptées que d'autres ? Les réponses à ces questions se trouvent souvent dans les normes sociales, les valeurs culturelles et les croyances collectives qui sous-tendent nos représentations.

En explorant l'ancrage social des représentations de la santé, nous découvrirons comment elles se construisent, se transmettent et évoluent au fil du temps. Nous verrons comment elles peuvent renforcer les inégalités sociales de santé, mais aussi comment elles peuvent être mobilisées pour promouvoir des changements positifs. Nous comprendrons que les représentations ne sont pas figées, mais qu'elles sont en constante interaction avec le contexte social, se transformant au gré des évolutions de la société.

Le rôle des interactions sociales

Les interactions sociales sont le creuset où se forment et se transforment les représentations sociales. C'est à travers les échanges, les discussions et les débats que les individus construisent ensemble des visions du monde qui deviennent des représentations partagées. Ces interactions agissent comme un catalyseur, permettant aux opinions individuelles de se mêler, de se confronter et de se renforcer, aboutissant à une représentation sociale collective.

Prenons l'exemple d'un événement de santé publique, comme une épidémie. Dans une communauté donnée, la manière dont cet événement est perçu est largement façonnée par les conversations et les informations échangées entre ses membres. Les inquiétudes, les espoirs, les rumeurs et les faits se mélangent dans un bouillonnement d'interactions, donnant naissance à une représentation sociale collective de l'épidémie. Cette représentation, bien qu'ayant des racines individuelles, devient une réalité partagée qui influence les comportements et les attitudes de la communauté face à la crise sanitaire.

Les interactions sociales ne se limitent pas aux conversations en face à face. Les médias, les réseaux sociaux et toutes les formes de communication modernes jouent également un rôle crucial dans la construction des représentations sociales. Ils amplifient certaines voix, diffusent des informations et contribuent à façonner l'opinion publique. Dans le contexte de la santé, les médias peuvent influencer la perception des risques, la confiance dans les institutions et l'adhésion aux mesures de prévention.

Ainsi, les interactions sociales, qu'elles soient directes ou médiatisées, sont le moteur de la formation des représentations sociales. Elles permettent aux individus de donner du sens au monde qui les entoure, de partager leurs expériences et de construire une réalité commune.

Dans le domaine de la santé, ces interactions façonnent nos perceptions des maladies, des traitements et des comportements à adopter, influençant ainsi nos choix et nos actions.

L'influence des normes sociales

Les normes sociales, ces règles implicites ou explicites qui régissent les comportements au sein d'une société, exercent une influence considérable sur la formation et l'évolution des représentations sociales. Elles définissent ce qui est considéré comme acceptable ou non, souhaitable ou répréhensible, et façonnent ainsi nos perceptions et nos jugements.

Dans le domaine de la santé, les normes sociales peuvent avoir un impact profond sur la manière dont nous percevons certaines conditions ou certains comportements. Prenons l'exemple de l'obésité. Dans une société où la minceur est érigée en norme, la représentation sociale de l'obésité sera probablement négative, associée à des jugements de valeur sur la santé, la volonté ou la discipline personnelle. Cette norme sociale affecte non seulement la manière dont les individus perçoivent leur propre corps, mais aussi comment ils jugent les autres, créant parfois un climat de stigmatisation et de discrimination.

Les normes sociales peuvent également influencer nos comportements en matière de santé. Par exemple, dans une culture où il est mal vu de consulter un médecin pour des problèmes de santé mentale, les individus peuvent être réticents à chercher de l'aide, ce qui peut aggraver leur état. De même, dans un environnement où la consommation d'alcool est banalisée, les risques liés à cette pratique peuvent être minimisés, conduisant à des comportements à risque.

Il est donc essentiel de prendre en compte l'influence des normes sociales pour comprendre les représentations de la santé et leurs conséquences. En identifiant les normes qui sous-tendent ces représentations, il est possible de mettre en lumière les préjugés et les stéréotypes qui peuvent entraver la promotion de la santé et le bien-être. En outre, en travaillant à faire évoluer ces normes, il est possible de favoriser des comportements plus sains et de lutter contre les inégalités sociales de santé.

L'influence des valeurs partagées

Les valeurs partagées, ces idéaux et principes qui sont valorisés par un groupe ou une société, jouent un rôle déterminant dans l'ancrage social des représentations de la santé. Elles agissent comme un prisme à travers lequel nous interprétons le monde, influençant nos perceptions, nos jugements et nos comportements.

Prenons l'exemple du vieillissement. Dans une société qui valorise l'indépendance, la jeunesse et la productivité, la représentation sociale du vieillissement peut être teintée de négativité. Le vieillissement peut être associé à la perte d'autonomie, à la dépendance et à la fin de la vie active, suscitant des sentiments de crainte et de rejet.

À l'inverse, dans une culture où le respect des aînés est une valeur centrale, le vieillissement peut être perçu de manière positive. Les personnes âgées sont alors considérées comme des sources de sagesse, d'expérience et de traditions, et leur rôle dans la société est valorisé. Cette représentation positive du vieillissement peut favoriser des attitudes plus bienveillantes envers les personnes âgées et encourager des politiques de soutien et d'inclusion.

Les valeurs partagées influencent également nos représentations des maladies et des traitements. Dans une société où la performance et la réussite sont valorisées, les maladies chroniques peuvent être perçues comme un signe de faiblesse ou d'échec, suscitant de la stigmatisation. À l'inverse, dans une culture où la solidarité et l'entraide sont primordiales, les personnes malades peuvent bénéficier d'un soutien plus important de la part de leur communauté.

Comprendre l'influence des valeurs partagées sur les représentations de la santé est essentiel pour saisir les enjeux sociaux et culturels qui sous-tendent nos perceptions et nos comportements. En identifiant les valeurs qui façonnent ces représentations, il est possible de mieux comprendre les attitudes face à la maladie, à la prévention et aux soins, et de développer des stratégies de communication et d'intervention plus adaptées aux différents contextes culturels.

Le poids des croyances partagées

Les croyances partagées, ces idées et convictions communément acceptées au sein d'un groupe, constituent un pilier fondamental de l'ancrage social des représentations de la santé. Elles façonnent notre compréhension du monde, influencent nos interprétations des événements et guident nos actions, y compris dans le domaine de la santé.

Ces croyances peuvent être profondément enracinées dans la culture et les traditions d'une communauté, transmises de génération en génération. Elles peuvent également être influencées par des facteurs religieux, spirituels ou philosophiques. Dans certains cas, elles peuvent même s'opposer aux connaissances scientifiques établies, créant des tensions et des défis pour la promotion de la santé.

Prenons l'exemple des croyances liées à l'origine des maladies. Dans certaines cultures, la maladie peut être attribuée à des déséquilibres spirituels, à des influences surnaturelles ou à des punitions divines. Ces croyances peuvent façonner la manière dont une communauté réagit face à la maladie, influençant les pratiques de soin, les attitudes face aux traitements médicaux et la perception des professionnels de santé.

Les croyances partagées peuvent également influencer nos représentations de la prévention et de la promotion de la santé. Par exemple, la croyance que la santé est principalement une question de chance ou de destin peut décourager l'adoption de comportements préventifs. À l'inverse, la croyance que la santé est le résultat d'un mode de vie sain peut encourager l'adoption de bonnes habitudes alimentaires et d'une activité physique régulière.

Comprendre le rôle des croyances partagées dans la formation des représentations de la santé est essentiel pour concevoir des interventions de santé publique efficaces et culturellement adaptées. Il est important de respecter les croyances des communautés tout en cherchant à les informer et à les sensibiliser aux enjeux de santé publique, en favorisant un dialogue ouvert et respectueux.

Chapitre 3 : La dimension psychologique des représentations sociales

Au-delà de leur ancrage social, les représentations sociales ont une dimension psychologique profonde. Elles façonnent notre manière de percevoir, de comprendre et d'interpréter le monde qui nous entoure. Elles agissent comme des filtres cognitifs, orientant notre attention, sélectionnant les informations que nous considérons comme pertinentes et guidant nos jugements et nos décisions.

Les représentations sociales ne se contentent pas d'être ancrées dans le contexte social, elles s'inscrivent également profondément dans notre psyché individuelle. Elles façonnent notre façon de percevoir le monde, de le comprendre et de l'interpréter. Elles agissent comme des lentilles à travers lesquelles nous observons la réalité, teintant nos perceptions et influençant nos jugements.

Ces représentations fonctionnent comme des filtres cognitifs, nous aidant à naviguer dans la complexité du monde qui nous entoure. Elles orientent notre attention vers certains aspects de la réalité plutôt que d'autres, nous permettant de nous concentrer sur ce que nous considérons comme important ou pertinent. Elles sélectionnent les informations que nous retenons, privilégiant celles qui confirment nos croyances et nos attentes. Et elles guident nos jugements et nos décisions, en nous fournissant des cadres de référence et des valeurs sur lesquels nous nous appuyons.

Ainsi, les représentations sociales ne sont pas de simples constructions théoriques, elles ont un impact concret sur notre façon de penser, de ressentir et d'agir. Elles peuvent nous aider à donner du sens au monde, à nous sentir en sécurité et à appartenir à un groupe, mais elles peuvent aussi nous enfermer dans des préjugés, nous empêcher de voir la réalité telle qu'elle est et nous conduire à des comportements discriminatoires.

Comprendre la dimension psychologique des représentations sociales est donc essentiel pour saisir leur pouvoir et leur influence sur nos vies.

C'est en prenant conscience de ces mécanismes que nous pouvons développer un regard plus critique sur nos propres croyances et ouvrir la voie à un dialogue plus constructif et éclairé.

Les représentations sociales comme filtres cognitifs

Les **représentations sociales** fonctionnent comme des lunettes de soleil pour notre esprit. De la même manière que des verres teintés modifient notre perception visuelle en filtrant la lumière, les représentations sociales filtrent l'information que nous recevons du monde extérieur. Elles colorent notre vision de la réalité, influençant ainsi notre manière de comprendre et d'interpréter les événements, les personnes, et les situations.

Ces "lunettes cognitives" jouent un rôle crucial dans notre capacité à naviguer dans la complexité du monde. Face à un flot constant d'informations, elles nous permettent de sélectionner ce qui est pertinent, de donner du sens à notre environnement et d'anticiper ce qui pourrait se produire. Elles nous fournissent des cadres de référence, des catégories et des schémas mentaux qui nous aident à organiser nos connaissances et à prendre des décisions. Par exemple, dans une société où la réussite matérielle est valorisée, les individus seront naturellement plus attentifs aux signes de richesse et de statut social, tandis que d'autres qualités, comme l'empathie ou la modestie, pourraient être moins perçues.

Cependant, tout comme des lunettes de soleil peuvent altérer notre perception des couleurs, les représentations sociales peuvent aussi biaiser notre vision de la réalité. Elles peuvent nous amener à privilégier certaines informations au détriment d'autres, à interpréter les événements de manière subjective et à former des jugements hâtifs. Par exemple, si une société développe une représentation sociale de la maladie comme quelque chose de dangereux et contagieux, les gens seront plus attentifs aux signes de maladie chez les autres et organiseront leurs connaissances autour de cette idée centrale, potentiellement au détriment d'une perspective plus équilibrée.

Il est donc crucial de prendre conscience de l'existence de ces filtres cognitifs et de leur influence sur notre façon de penser et d'agir. En comprenant que les représentations sociales modifient notre perception du monde, nous pouvons mieux analyser comment elles influencent notre traitement de l'information, l'organisation de nos pensées, et notre interprétation de l'environnement qui nous entoure.

En somme, les représentations sociales ne sont pas de simples idées abstraites. Elles constituent des cadres mentaux puissants qui façonnent notre manière de voir, de comprendre, et d'interagir avec le monde. En agissant comme des filtres cognitifs, elles colorent notre perception de la réalité, influencent notre traitement de l'information, et orientent nos attentes et nos comportements face à l'inconnu. Prendre conscience de ces filtres peut nous aider à développer une vision plus nuancée et à éviter les biais cognitifs qui peuvent limiter notre compréhension du monde.

Orientation de l'attention

Les **représentations sociales** sont de puissants mécanismes qui influencent non seulement ce que nous pensons, mais aussi la manière dont nous percevons le monde autour de nous. L'une des façons dont elles exercent cette influence est en **orientant notre attention** vers certains aspects de la réalité tout en nous en faisant ignorer d'autres. Cette orientation sélective de l'attention est un processus subtil mais omniprésent qui façonne notre expérience quotidienne de manière significative.

Imaginons que vous ayez une **représentation négative des hôpitaux**. Cette image mentale, qui peut être le fruit d'expériences passées, de récits entendus ou de croyances partagées dans votre entourage, va guider votre attention lorsque vous vous trouvez dans un hôpital. Au lieu de percevoir l'ensemble des aspects d'un hôpital de manière équilibrée, vous serez plus enclin à remarquer ce qui correspond à votre représentation négative. Les files d'attente, souvent perçues comme des signes d'inefficacité ou de surcharge, vont capter votre attention de manière disproportionnée. Les odeurs, qui peuvent être désagréables dans un milieu hospitalier, deviendront pour vous un symbole des conditions que vous considérez comme insalubres. De même, toute erreur médicale ou comportement perçu comme incompétent renforcera votre image négative de l'établissement.

En revanche, les aspects positifs, comme les sourires du personnel soignant, la propreté des couloirs, ou les gestes de bienveillance, risquent de passer inaperçus. Si vous les remarquez, ils pourraient être minimisés dans votre esprit ou rationalisés comme des exceptions plutôt que des éléments significatifs. Cette focalisation sur les aspects négatifs et la minimisation des aspects positifs illustrent comment les représentations sociales peuvent biaiser notre perception de la réalité.

Ce phénomène est particulièrement important car il ne se limite pas à une situation ou à un contexte spécifique. Il s'étend à de nombreux domaines de la vie quotidienne. Par exemple, si quelqu'un a une représentation sociale négative d'un groupe ethnique ou d'une classe sociale, il pourrait accorder plus d'attention aux comportements qui confirment ses préjugés, tout en ignorant les contre-exemples. De même, une personne qui valorise fortement le succès matériel pourrait être plus sensible aux signes de richesse chez les autres, tandis que d'autres qualités, comme la gentillesse ou l'humilité, pourraient être sous-évaluées.

Cette orientation de l'attention n'est pas un processus conscient. Il s'agit plutôt d'un mécanisme automatique qui fonctionne en arrière-plan de notre conscience, guidé par les représentations sociales que nous avons internalisées. Cela signifie que nos perceptions sont constamment filtrées par ces représentations, ce qui peut renforcer des stéréotypes, des préjugés, ou des croyances préexistantes, et rendre plus difficile la remise en question de ces idées.

Ce mécanisme de sélection est également crucial dans le contexte de la **prise de décision**. Par exemple, si une communauté partage une représentation sociale négative des vaccins, les informations sur les effets secondaires rares pourraient être exagérées et prises comme des preuves contre la vaccination, tandis que les bénéfices largement prouvés pourraient être ignorés ou dévalorisés. Cette orientation de l'attention peut donc avoir des conséquences réelles et parfois graves, en influençant des choix individuels et collectifs basés sur une perception partielle et biaisée de la réalité.

Ainsi, comprendre comment les représentations sociales orientent notre attention nous permet de prendre conscience des filtres par lesquels nous percevons le monde. Cela ouvre la possibilité de développer un regard plus critique et nuancé, d'être plus vigilant face aux biais cognitifs, et de cultiver une ouverture d'esprit qui nous permet de considérer des perspectives multiples. En prenant conscience de ces dynamiques, nous pouvons travailler à élargir notre champ de vision, à remettre en question les stéréotypes ou les idées préconçues, et à adopter une approche plus équilibrée et objective dans notre interprétation du monde qui nous entoure.

Sélection des informations

Les **représentations sociales** jouent un rôle central dans la manière dont nous sélectionnons et interprétons les informations qui nous entourent. Chaque jour, nous sommes confrontés à une quantité énorme de stimuli et d'informations provenant de diverses sources : médias, interactions sociales, observations personnelles, etc. Face à cette surcharge, il serait impossible de traiter chaque élément de manière exhaustive. Pour naviguer dans cette complexité, notre esprit utilise les représentations sociales comme des filtres qui nous aident à **sélectionner** ce que nous considérons comme pertinent et à ignorer le reste.

Ce processus de sélection de l'information n'est pas aléatoire. Il est fortement influencé par nos **croyances préexistantes**, nos **attentes** et les représentations sociales que nous avons internalisées. En effet, nous avons tendance à privilégier les informations qui confirment ce que nous pensons déjà et à minimiser ou ignorer celles qui contredisent nos croyances. Ce phénomène, connu sous le nom de **biais de confirmation**, est un mécanisme psychologique puissant qui renforce nos convictions et rend difficile leur remise en question.

Par exemple, imaginez une personne qui a une représentation sociale négative des technologies modernes, comme les smartphones. Lorsqu'elle lit des articles ou regarde des reportages sur ce sujet, elle sera plus attentive aux informations qui soulignent les aspects négatifs, comme les dangers des radiations, la dépendance numérique ou l'impact sur la santé mentale. En revanche, elle pourrait ignorer ou sous-estimer les informations positives, telles que les avantages des smartphones en termes de communication, d'accès à l'information ou de gestion du temps. Ce filtre cognitif conduit cette personne à construire une vision du monde où les technologies modernes sont principalement perçues comme nuisibles.

Ce **biais de confirmation** ne se contente pas de protéger nos croyances existantes; il contribue activement à les renforcer. À chaque fois que nous sélectionnons une information qui confirme nos convictions, nous consolidons davantage ces représentations sociales. Ce renforcement peut rendre ces croyances de plus en plus résistantes au changement. Par exemple, dans le contexte de débats politiques ou sociaux, des personnes ayant des opinions bien établies sur un sujet comme l'immigration ou le changement climatique peuvent constamment rechercher et interpréter les informations d'une manière qui renforce leur point de vue initial, tout en rejetant les preuves ou arguments opposés. Cela peut mener à une polarisation des opinions, où chaque groupe devient de plus en plus certain de sa propre vision du monde, rendant le dialogue et le compromis de plus en plus difficiles.

Un autre exemple peut être observé dans le domaine de la **santé publique**, notamment avec les vaccins. Si une personne ou un groupe a une représentation sociale négative des vaccins, ils seront plus susceptibles de rechercher et de croire aux informations qui soulignent les risques potentiels des vaccins, même si ces risques sont extrêmement rares et scientifiquement infondés. À l'inverse, les informations sur les bénéfices largement documentés des vaccins, comme la prévention des maladies graves, peuvent être minimisées, ignorées ou rejetées. Ce type de sélection de l'information peut avoir des conséquences graves, non seulement pour la santé de l'individu, mais aussi pour la santé publique en général. En effet, la réticence à la vaccination, basée sur une perception biaisée des risques, peut conduire à une diminution de l'immunité collective et à la réémergence de maladies auparavant maîtrisées.

Ce mécanisme de sélection de l'information façonne notre **vision du monde** et contribue à la construction de ce que nous considérons comme notre réalité. En filtrant l'information de manière sélective, nous construisons une version subjective du monde qui peut être très différente de la réalité objective. Cette réalité subjective devient alors notre "vérité", renforcée chaque jour par les informations que nous choisissons de retenir et par celles que nous écartons. Cela peut conduire à une rigidité cognitive, où nous devenons de moins en moins ouverts à des points de vue différents ou à des preuves qui contredisent nos croyances.

Comprendre ce processus est essentiel pour développer une **pensée critique** et éviter les pièges du biais de confirmation. Il est important de prendre conscience de notre tendance naturelle à privilégier les informations qui confirment nos croyances et de faire un effort conscient pour rechercher activement des points de vue opposés ou des preuves contradictoires. Cette démarche est cruciale pour élargir notre compréhension du monde et pour éviter de tomber dans des schémas de pensée rigides et dogmatiques.

Par exemple, dans un contexte de prise de décision complexe, comme lors d'un vote politique ou d'une décision médicale, il est essentiel de s'assurer que l'information que nous utilisons pour guider notre choix provient de sources variées et équilibrées. Cela peut inclure la lecture de médias qui ne partagent pas nécessairement notre point de vue, l'écoute d'experts avec des opinions divergentes, ou l'examen attentif de données factuelles qui pourraient remettre en question nos présupposés. En adoptant cette approche, nous nous donnons les moyens de questionner nos représentations sociales et d'éviter de tomber dans une pensée unilatérale et confirmative.

En conclusion, la **sélection des informations** est un processus fondamental par lequel les représentations sociales influencent notre perception du monde. Ce mécanisme nous aide à naviguer dans un monde complexe et surchargé d'informations, mais il peut aussi limiter notre compréhension et renforcer des croyances potentiellement erronées. Prendre conscience de ce biais de confirmation et de son impact sur nos pensées et nos actions est une étape clé pour développer une approche plus nuancée, critique et ouverte à la diversité des perspectives.

Guidage des jugements

Les **représentations sociales** jouent un rôle fondamental dans la formation de nos jugements et évaluations, façonnant nos perceptions et influençant la manière dont nous interprétons les informations et les situations. Ces représentations ne sont pas de simples idées abstraites; elles sont profondément ancrées dans nos expériences sociales et culturelles et servent de cadres de référence qui orientent nos décisions et nos opinions. En fournissant des critères de comparaison et des valeurs spécifiques, les représentations sociales déterminent souvent ce que nous considérons comme bon ou mauvais, acceptable ou inacceptable, et influencent ainsi nos prises de position sur une multitude de sujets.

Prenons l'exemple de la **médecine naturelle**. Si vous avez une représentation sociale positive de la médecine naturelle, cela signifie que vous avez internalisé une série de croyances et de valeurs qui la valorisent par rapport à d'autres formes de traitement, comme la médecine conventionnelle. Cette représentation peut inclure l'idée que la médecine naturelle est plus "pure," plus "holistique," ou plus en harmonie avec le corps. En conséquence, lorsque vous êtes confronté à des traitements alternatifs, votre jugement sera orienté de manière à favoriser ces options, même si elles manquent de preuves scientifiques solides pour en démontrer l'efficacité. Cette préférence peut s'expliquer par le fait que votre cadre de référence valorise certains aspects de la médecine naturelle (comme l'utilisation de plantes ou de techniques anciennes) au-dessus de l'évidence scientifique ou des recommandations médicales basées sur des études rigoureuses.

Ce **guidage des jugements** par les représentations sociales ne se limite pas à la santé. Dans le domaine économique, par exemple, les représentations sociales du **succès** et de la **richesse** influencent largement la manière dont les individus évaluent leur propre vie et celle des autres. Dans une société où la réussite économique est fortement valorisée, une personne qui a accumulé de la richesse et des biens matériels sera souvent perçue positivement, même si cette réussite a été obtenue au détriment d'autres valeurs, comme l'éthique, l'intégrité ou le bien-être collectif. En revanche, ceux qui choisissent des carrières moins lucratives mais plus altruistes, comme l'enseignement ou le travail social, peuvent être moins valorisés socialement, car leurs choix de vie ne correspondent pas aux critères de succès dominants dans la société.

Les **préjugés sociaux** offrent un autre exemple frappant de la manière dont les représentations sociales guident les jugements. Lorsqu'une société développe une représentation négative d'un groupe ethnique, religieux ou social, cette représentation influence la manière dont les membres de cette société jugent les individus appartenant à ce groupe. Les actions, les comportements, et même les intentions de ces individus sont souvent interprétés à travers le prisme de ces représentations stéréotypées. Par exemple, si une société a une représentation sociale négative d'une communauté ethnique, ses membres peuvent être jugés plus sévèrement pour des comportements qui seraient considérés comme anodins ou acceptables chez d'autres.

Cela montre comment les représentations sociales peuvent perpétuer des injustices et des inégalités en influençant les jugements de manière biaisée.

Ces jugements influencés par les représentations sociales ne sont pas toujours conscients. Souvent, les cadres de référence que nous utilisons pour évaluer les situations et les individus sont si profondément intégrés dans notre culture et notre éducation qu'ils fonctionnent de manière automatique. Par exemple, dans les relations interpersonnelles, une personne peut juger inconsciemment la compétence ou l'intelligence de quelqu'un en fonction de son apparence physique, en se basant sur des stéréotypes qui associent l'attractivité physique à des qualités positives. De même, dans le contexte du travail, les représentations sociales du leadership peuvent orienter les jugements sur qui est perçu comme un bon leader, souvent en faveur de ceux qui correspondent à des stéréotypes de genre ou de race, et au détriment de ceux qui ne s'y conforment pas.

Les campagnes de marketing et de publicité exploitent souvent ces représentations sociales pour orienter les jugements des consommateurs. Par exemple, en associant un produit à des représentations sociales positives telles que le prestige, la réussite ou l'écologie, les entreprises peuvent influencer les jugements des consommateurs en leur faisant croire que l'achat de ce produit leur confère ces qualités. Un produit de luxe, par exemple, ne se vend pas uniquement pour sa fonctionnalité, mais aussi pour l'image de statut et de réussite qu'il véhicule. De même, les produits étiquetés "verts" ou "écoresponsables" sont souvent perçus plus favorablement par les consommateurs soucieux de l'environnement, même si l'efficacité écologique réelle de ces produits peut être discutable.

Le **guidage des jugements** par les représentations sociales peut avoir des conséquences à la fois personnelles et sociétales. À un niveau personnel, il peut limiter notre capacité à évaluer les situations de manière objective et équilibrée. Nous risquons de passer à côté d'opportunités ou de faire des choix mal informés parce que nos jugements sont biaisés par des représentations sociales rigides ou inexactes. Par exemple, une personne qui valorise uniquement la réussite matérielle peut négliger des aspects de sa vie qui sont tout aussi importants, comme les relations personnelles ou le bien-être mental.

À un niveau sociétal, le guidage des jugements par les représentations sociales peut contribuer à la reproduction des inégalités et des injustices. Si les jugements sur les compétences, la valeur ou le mérite des individus sont constamment biaisés par des représentations sociales stéréotypées, cela peut perpétuer des systèmes de discrimination et de privilège. Par exemple, dans les processus de recrutement ou de promotion, les décisions peuvent être influencées par des représentations sociales qui favorisent certains groupes par rapport à d'autres, sur la base de critères non pertinents ou injustes.

Pour contrer ces effets, il est essentiel de développer une **pensée critique** et une prise de conscience de l'influence des représentations sociales sur nos jugements. Cela implique d'examiner les cadres de référence que nous utilisons, de remettre en question les stéréotypes et les préjugés, et de rechercher activement des perspectives alternatives. Par exemple, en confrontant nos jugements à des données factuelles, en écoutant des voix différentes de la nôtre, et en étant ouverts au dialogue, nous pouvons affiner nos évaluations et prendre des décisions plus éclairées.

En conclusion, les représentations sociales guident nos jugements en fournissant des cadres de référence qui orientent la manière dont nous évaluons les situations, les personnes et les événements. Ces jugements influencés par les représentations sociales peuvent être profondément enracinés dans notre culture et nos expériences, ce qui les rend difficiles à remettre en question. Cependant, en prenant conscience de cette influence et en développant une approche critique, nous pouvons apprendre à évaluer les situations de manière plus juste et objective, tout en limitant l'impact des biais sociaux sur nos décisions et nos interactions.

En conclusion

La **dimension psychologique** des représentations sociales est une composante cruciale de notre interaction avec le monde. Ces représentations ne sont pas de simples images mentales ou opinions passagères; elles sont profondément enracinées dans nos esprits et influencent la manière dont nous percevons, comprenons et jugeons la réalité qui nous entoure. En effet, elles façonnent notre vision du monde, filtrant les informations que nous recevons et guidant nos réactions et nos comportements de manière subtile mais puissante.

Comprendre l'importance de cette dimension psychologique est essentiel pour saisir la complexité des **processus cognitifs** qui sous-tendent nos actions quotidiennes. Par exemple, les représentations sociales peuvent orienter notre attention vers certains aspects de la réalité tout en nous faisant ignorer d'autres éléments, ce qui influence directement nos jugements et décisions. Elles agissent comme des cadres de référence qui structurent notre pensée, nous aidant à interpréter les informations de manière cohérente avec nos croyances et nos attentes préexistantes. Cette influence est si profonde que, souvent, nous ne sommes même pas conscients du rôle qu'elle joue dans la formation de nos opinions et de nos attitudes.

Prenons le cas des **décisions de santé**. Si une personne a internalisé une représentation sociale positive de la médecine naturelle, elle pourrait être plus encline à choisir des traitements alternatifs même en l'absence de preuves scientifiques solides. Cette décision n'est pas uniquement basée sur une évaluation rationnelle des faits, mais est également guidée par les représentations sociales qui valorisent la "naturalité" et rejettent les interventions médicales perçues comme "artificielles" ou "invasives". De même, dans le domaine du travail, une représentation sociale qui valorise la réussite matérielle peut conduire à juger les autres ou soi-même sur la base du revenu ou du statut social, en négligeant d'autres critères de réussite personnelle ou professionnelle.

Les **représentations sociales** influencent également la manière dont nous **interagissons avec les autres**. Elles peuvent renforcer des stéréotypes ou des préjugés, conduisant à des jugements hâtifs ou à des comportements discriminatoires. Par exemple, dans un contexte où certaines communautés sont stigmatisées, les représentations sociales négatives peuvent influencer les interactions quotidiennes, perpétuant des cycles de discrimination et d'injustice sociale. Ce phénomène montre à quel point les représentations sociales ne sont pas seulement des concepts psychologiques isolés, mais des forces sociales qui ont un impact direct sur les dynamiques interpersonnelles et sociétales.

Prendre conscience de l'impact de ces représentations sur nos **processus cognitifs** est donc un pas essentiel vers une plus grande **autonomie intellectuelle** et une **pensée critique**. En reconnaissant que nos croyances, nos jugements et nos décisions sont souvent influencés par des représentations sociales profondément ancrées, nous pouvons commencer à les examiner de manière plus rigoureuse. Cela implique de questionner les cadres de référence que nous utilisons, de rechercher des perspectives alternatives, et de confronter nos opinions à des données factuelles et à des arguments opposés.

Ce processus de **réflexion critique** est non seulement bénéfique sur le plan personnel, mais aussi indispensable pour un **dialogue social** plus constructif et éclairé. Dans un monde de plus en plus polarisé, où les débats publics sont souvent marqués par des positions rigides et des incompréhensions mutuelles, développer une conscience critique des représentations sociales qui sous-tendent nos opinions peut ouvrir la voie à une communication plus empathique et nuancée. Cela nous permet de mieux comprendre les points de vue des autres, même lorsqu'ils diffèrent des nôtres, et de trouver des terrains d'entente malgré les divergences.

En outre, cette prise de conscience nous offre la possibilité de remettre en question les **stéréotypes** et les **préjugés** qui peuvent limiter notre compréhension du monde et des autres. En identifiant et en déconstruisant les représentations sociales qui conduisent à des jugements hâtifs ou à des comportements discriminatoires, nous pouvons contribuer à créer une société plus juste et équitable, où les individus sont jugés non pas sur des critères stéréotypés, mais sur leurs qualités et actions réelles.

En somme, la **dimension psychologique** des représentations sociales est un élément fondamental de notre vie cognitive et sociale. Elle influence profondément la manière dont nous percevons le monde, prenons des décisions, et interagissons avec les autres. Prendre conscience de cette influence et développer une **pensée critique** à son égard est essentiel pour devenir des individus plus réfléchis et responsables. Cela ouvre également la voie à un dialogue plus ouvert, respectueux et constructif, permettant de surmonter les divisions et de promouvoir une compréhension mutuelle dans nos relations personnelles et dans la société en général.

Les représentations sociales, ancrées dans notre psyché, jouent un rôle déterminant dans notre manière d'appréhender le monde. Elles façonnent notre vision du monde, filtrant les informations que nous recevons et guidant nos réactions et nos comportements de manière subtile mais puissante.

Ces représentations fonctionnent comme des lunettes à travers lesquelles nous observons la réalité, teintant nos perceptions et influençant nos jugements. Elles orientent notre attention vers certains aspects de la réalité plutôt que d'autres, nous permettant de nous concentrer sur ce que nous considérons comme important ou pertinent. Elles sélectionnent les informations que nous retenons, privilégiant celles qui confirment nos croyances et nos attentes, un phénomène connu sous le nom de biais de confirmation. Enfin, elles guident nos jugements et nos décisions, en nous fournissant des cadres de référence et des valeurs sur lesquels nous nous appuyons.

Prenons l'exemple de la représentation sociale du VIH/sida. Dans les années 1980, cette maladie était souvent associée à des groupes marginalisés, ce qui a conduit à une stigmatisation et à une discrimination importantes. Cette représentation sociale a influencé la perception du risque, la prévention et l'accès aux soins, entravant la lutte contre l'épidémie.

Les représentations sociales influencent nos décisions, même dans des domaines aussi cruciaux que la santé. Si une personne a internalisé une représentation sociale positive de la médecine naturelle, elle pourrait être plus encline à choisir des traitements alternatifs, même en l'absence de preuves scientifiques solides. Cette décision n'est pas uniquement basée sur une évaluation rationnelle des faits, mais est également guidée par les représentations sociales qui valorisent la "naturalité" et rejettent les interventions médicales perçues comme "artificielles" ou "invasives".

De même, dans le domaine du travail, une représentation sociale qui valorise la réussite matérielle peut conduire à juger les autres ou soi-même sur la base du revenu ou du statut social, en négligeant d'autres critères de réussite personnelle ou professionnelle. Des études ont montré que ces représentations peuvent influencer les choix de carrière, la satisfaction au travail et même la santé mentale.

Les représentations sociales influencent également la manière dont nous interagissons avec les autres. Elles peuvent renforcer des stéréotypes ou des préjugés, conduisant à des jugements hâtifs ou à des comportements discriminatoires. Par exemple, dans un contexte où certaines communautés sont stigmatisées, les représentations sociales négatives peuvent influencer les interactions quotidiennes, perpétuant des cycles de discrimination et d'injustice sociale.

La dimension psychologique des représentations sociales est un élément fondamental de notre vie cognitive et sociale. Elle influence profondément la manière dont nous percevons le monde, prenons des décisions et interagissons avec les autres. Prendre conscience de cette influence et développer une pensée critique à son égard est essentiel pour devenir des individus plus réfléchis et responsables. Cela ouvre également la voie à un dialogue plus ouvert, respectueux et constructif, permettant de surmonter les divisions et de promouvoir une compréhension mutuelle dans nos relations personnelles et dans la société en général.